目次

JN096420

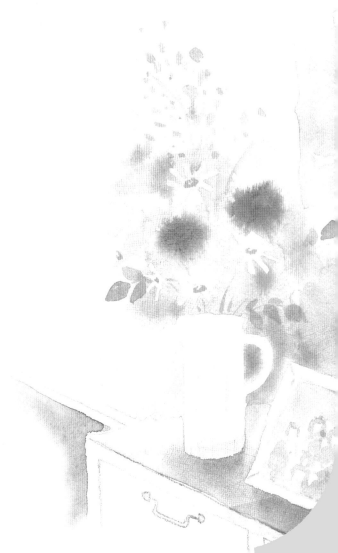

家で看取ると云うこと

人は、生まれたら必ず亡くなります。
人に限らず動物も植物も、生きるものすべてそうです。
だから亡くなることも生まれることと同じく、人の当たり前の営みなのです。
昨日や今日と同じように、家族に囲まれた日常の景色の中で
最後まで穏やかに過ごしていくことは、ごく自然なことなのかもしれません。

今は病院での看取りが一般的ですが
半世紀前までは、むしろ自宅で看取ることが日常だったのです。
あなたが望めば、どんな状態でもお家に帰ることはできます。

お家に帰りましょう。
たとえ限られた時間でも、あの、家族の声に包まれた温かい毎日に...。

自宅での療養は、経験がないだけに、大きな不安があることでしょう。
心配しないでください。
私たち医療や介護の専門職が、ずっとあなたとご家族の
生活や療養をささえ、そばで見守っていますから...。

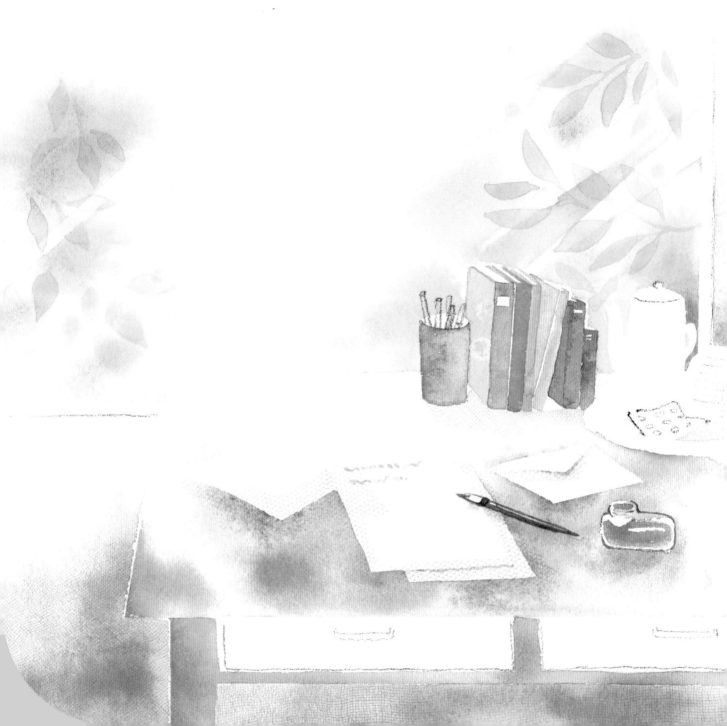

限りあるいのちに向き合う

死に直面する時、残された人生にしっかり向き合うのは
決して容易なことではないでしょう。

もし家族の優しさゆえに本当のことを告げられなければ
どのような最期を迎えたいのかということにまで
思いが至らないかもしれません。
病状が進むことや治療をあきらめざるをえないことへの
不安や焦りが大きくなるかもしれません。

もう治らないことや限られたいのちであること
それを知れば、きっと
最後にやっておきたいこと、誰かに伝えておきたいこと
そういうことに気持ちをめぐらせるようになります。

そのことが、あなたらしく最期まで生ききる
そういう時間を過ごせることになるのではないでしょうか。

限りあるいのちに向き合う...、それが大切なことだと思うのです。

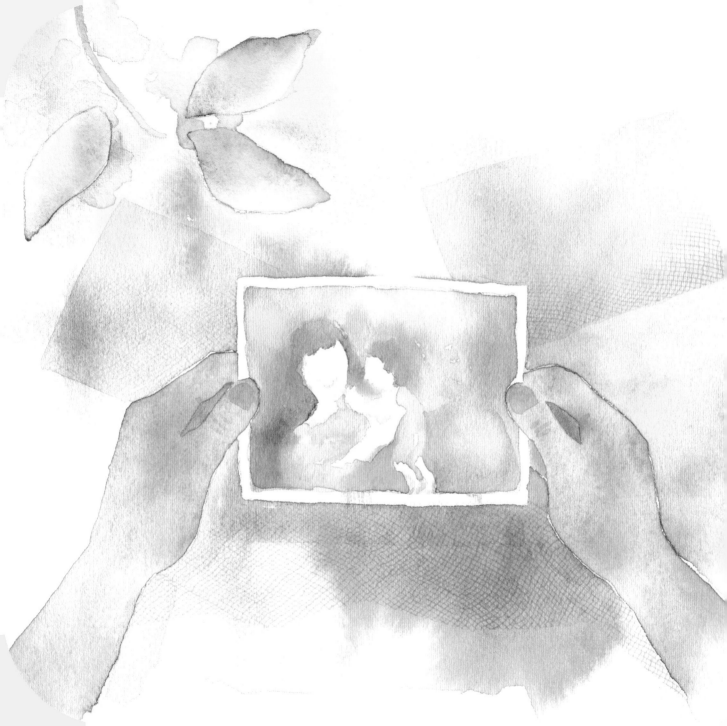

本人の気持ちに想いを馳せる

これまでの道のりを共に歩まれてきたご家族が
ご本人に代わって大きな選択を求められることがあります。

食べることができなくなったとき、人工栄養にするのか?
歩けなくなったとき、どのように生活していくのか?
積極的な治療をどこまで続けるのか?

そして、限りある大切な日々を過ごしたい場所は...?

もし、そんな日が来るとしたら...

「食べることが大好きだったお父さんなら、今なんて言うだろう?」
「何よりも嬉しそうに孫の相手をしていたお母さんなら
きっと家族の息づかいが聴こえる場所で過ごしたいと思ってるよね」

その人のいのち、人生です。
どうすれば喜んでくれるのか
本人の気持ちに想いを馳せて考えてみてください。

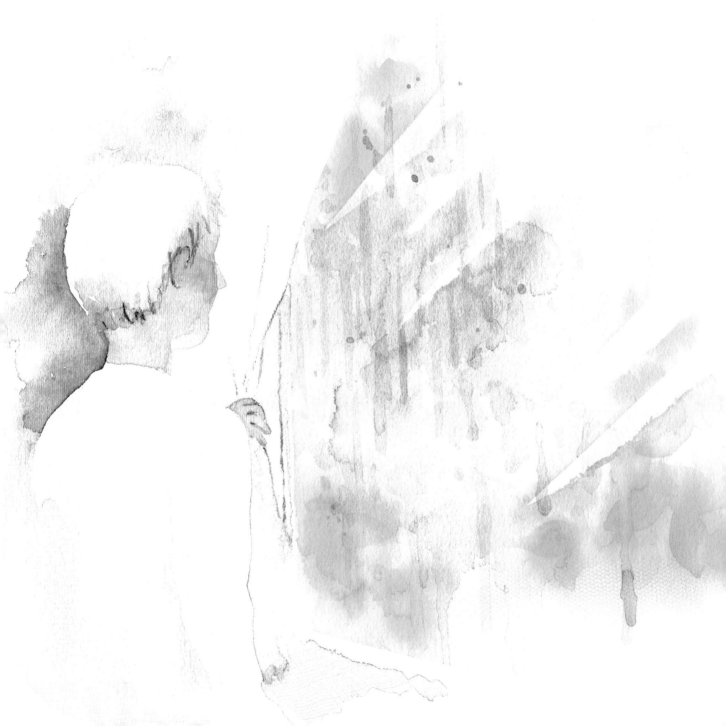

気持ちは揺れて
あたりまえ

もう病気を治すことが難しくなったとき
それでも本人にとってつらい治療が続いたり
それを見守るご家族も深く悩むことがあります。

住み慣れた家で過ごしたい。
でも、こんな状態で家で過ごせるのだろうか...
家族に負担を掛けるのではないか...
食べられなくなったら、胃ろうにした方がいいのだろうか...

気持ちは揺らぎ、本当にこれで良いのか不安になるでしょう。
一つしかない大切ないのち、迷ってあたりまえです。
決断が大きければ大きいほど、気持ちは揺れ動くもの
何度変わってもいいのです。

一緒に立ち止まり、みんなで悩み、いっぱい話しましょう。
大切なのは、迷いながらも共に歩んだその「道のり」だと思うのです。

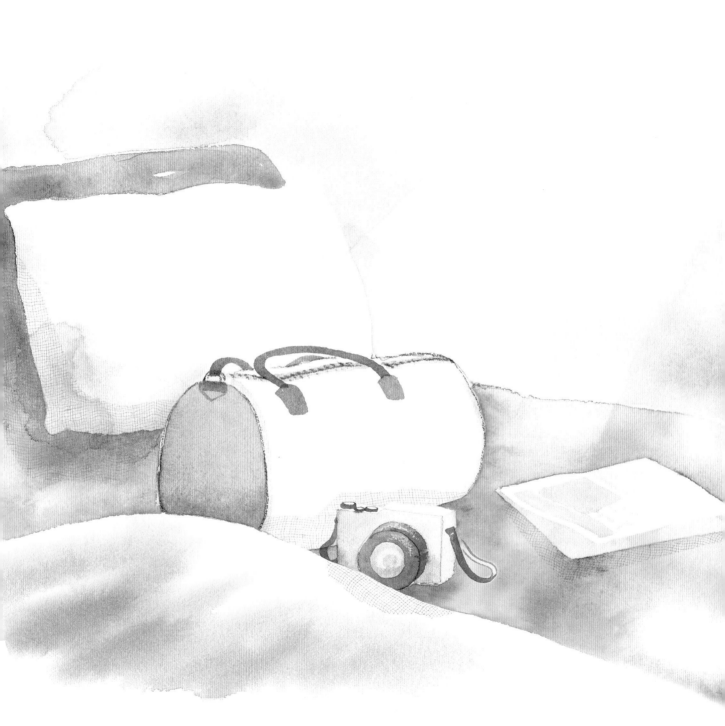

楽なように
やりたいように
後悔しないように

在宅療養を始める患者さんに
「家に帰ってやりたいことはありますか?」と聞くと
「こんなにしんどいのに何も考えられない」とよく言われます。

病気や老化は治せなくても
痛みやしんどさを楽にすることはできます。
苦痛を和らげる緩和医療は、在宅でも十分に受けることができます。
どんなつらさも我慢しなくていいよう
とことん「楽になること」を追求します。

痛みやしんどさが楽になり、病気がもう治らないことや
限られた命であることを知っていれば
おのずとやりたいことが出てきます。
行きたい場所、大切な人との時間
仕事の整理など、日々の生活にも小さな目標が見えてきます。

そして、望みが叶えば、ご本人は満足でき、ご家族も安心されるはずです。

ご本人の想いを尊重しながら、一緒に悩み、一緒に喜び
寄り添いながら過ごした日々は、きっと納得できるものになることでしょう。

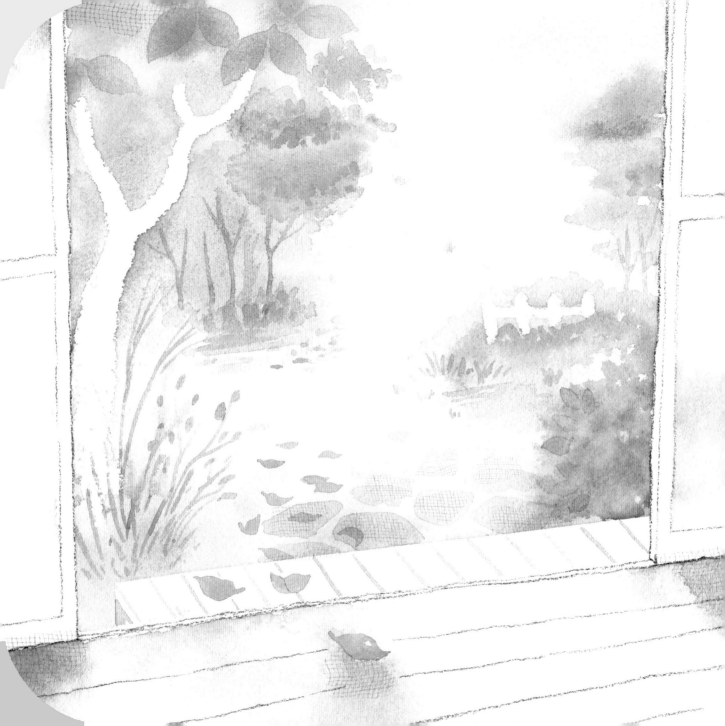

枯れるように逝く

死も人の大切な営みの一つです。

「枯れるように亡くなる」
穏やかな死をこのように表現することがあります。
その時が来たら、人の身体は楽に逝けるよう準備をはじめます。
身体は体内の水分をできるだけ減らそうとしていきます。
身体のすべての機能が低下していくため
水分すら体内で正常に処理できなくなるのです。
そんな時、点滴などで無理に水分や栄養を入れると
逆に身体に負担をかけることになります。
むくみがでたり、腹水がたまったり、痰も多くなってしまうのです。

人は食べられないから亡くなるのではなく
亡くなる前だから食べられないのです。

身体はどうすれば楽に逝けるのかを知っています。

それは、草木と同じ、枯れるように逝くことなのです。

それぞれの家族の物語

家族のにぎわい、家庭の匂い、ご近所の声。
日常の中にいられると云う、あたりまえのことが幸せ。
そこにあるのは、それぞれの家族の物語です。

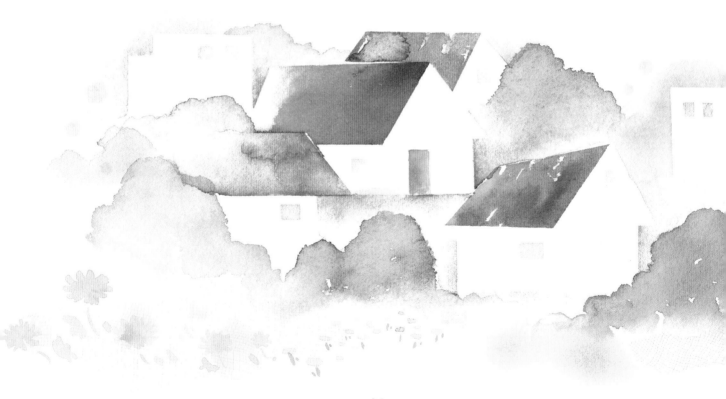

自分らしく逝きたい

40代後半の里美さん（仮名）は、大病院の外科病棟の看護師長として、がんの再発を繰り返す患者さんたちが、闘病の末に亡くなっていくのを数多く看てきました。両親を早くに亡くした彼女は一人っ子で独身。順調にキャリアを積み、周囲の看護師や医師はもちろん、多くの患者さんからも慕われる存在でした。

ところがそんな彼女自身に進行性の乳がんが発覚。最先端の治療を受けながら仕事を続けていましたが、がんは全身に転移。里美さんは、一人暮らしではありましたが、自宅で最期を迎えることを決意しました。

私が初めて自宅へ伺った時、里美さんは「先生、ひとつだけお願いがあります。枯れるように

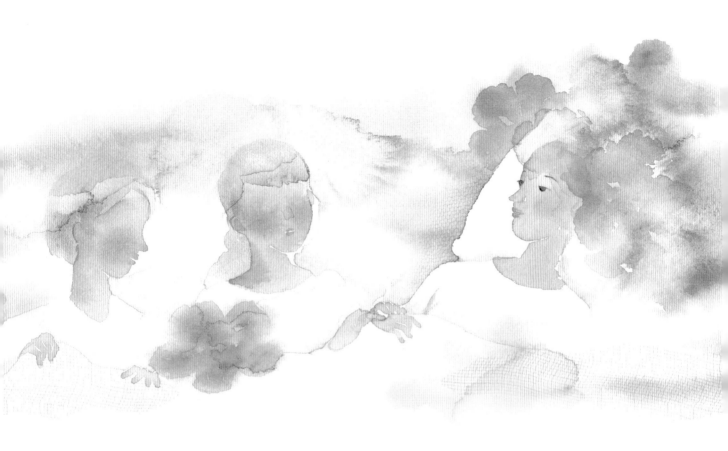

逝かせてください」と言われました。私は「わかりました。点滴はせず、できるだけ苦痛がないようにしましょう」と応えました。すると里美さんは、私の手をとって「ありがとう。先生に出会えてよかった」と涙を流されました。里美さんは看護師としての経験から、最期は点滴をしない方が楽に過ごせることを知っていたのです。

私たちは、里見さんの意思を尊重し、一日一日を大切に見守りました。友人や同僚たちも、介護のため毎日交代で訪ねて、里美さんの療養生活を支えました。そして最期は、多くの仲間たちに見守られ、里美さんの希望した通り、枯れるように静かに息を引き取りました。里美さんの願った穏やかな旅立ちでした。

家族の想い

88歳のミツコさん（仮名）は、老衰のため食べ物を飲み込むことが難しくなり、ご家族の希望で点滴を続けていました。徐々に弱っていくミツコさんの体は過剰な水分や栄養を処理できなくなり、むくみや痰などのつらい症状が出てきていました。主治医はご家族に「今はもうお母さんにとって点滴の効果はなく、これ以上点滴を続けるのはご本人にとって負担となり、かえって苦しいことだと思います。」と話しました。ミツコさんは、声は出せなくても、呼びかけると目を合わせます。ご家族には「まだこんなに意識があるのだから一日でも長く生きてほしい」という思いや、「点滴を止めることで母親の死を早めることになるのではないか」という気持ちがあり、点滴を止めることを躊躇して

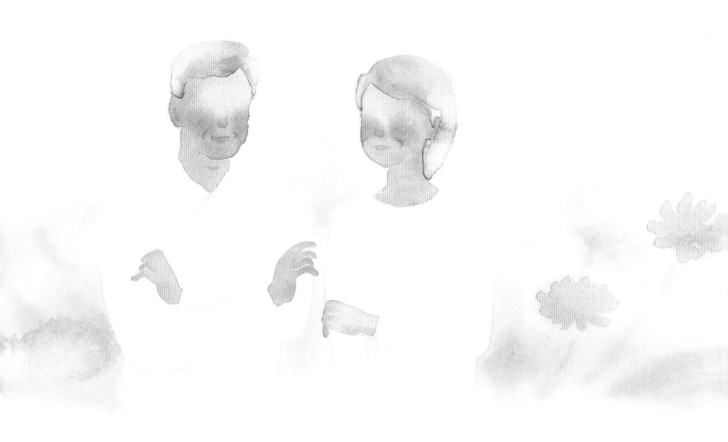

いました。「お母さんは、今、点滴の力ではなく、ご自身の最後の力で生きようとされています。」という主治医の言葉に、ご家族はハッとしました。静かに命を閉じようとしているお母さんのことに思いを馳せ、「母は今、自分の力で生きているのですね...」と涙しました。そして、「母に残された時間を少しでも楽に過ごしてほしい」と、点滴を止めることを決断しました。数日経つとミツコさんのむくみや痰などの症状は和らいでいきました。やがて、ミツコさんはご家族に見守られながら穏やかに旅立たれました。大切な人を想う時、ご家族には多くの選択肢があります。ミツコさんのご家族は悩みながら考えぬき、最期にミツコさんが一番楽で穏やかにいられるようにと望んだのでした。

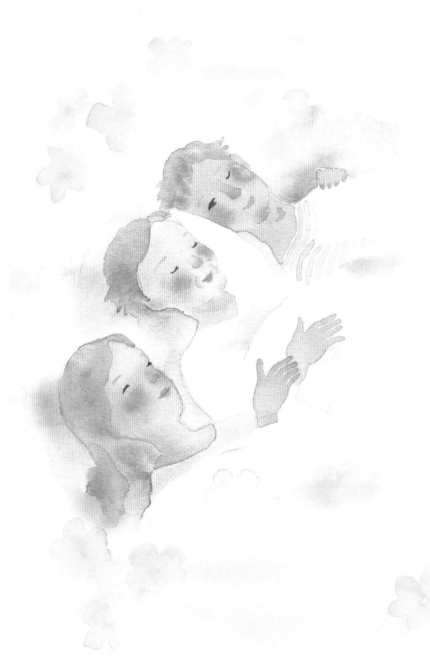

川の字の看取り

60代半ばの末期がんの友子さん（仮名）は、「数か月延命するためだけの抗がん剤治療なら受けない」と自らの余命に向き合い、自宅での療養を望まれました。

娘さん、息子さんは、このお母さんの意思を尊重し寄り添いながら自宅で介護しました。最期の日が近づいてきた時、小さな頃を思い出し、お母さんを真ん中に3人で川の字に寝て、兄妹はずっと思い出話をしたそうです。いよいよという時、お母さんの目がかすかに開き「ありがとう...」とつぶやいて息を引き取りました。

友子さんは、我が子の声のぬくもりとたくさんの思い出に包まれて、旅立たれたのです。

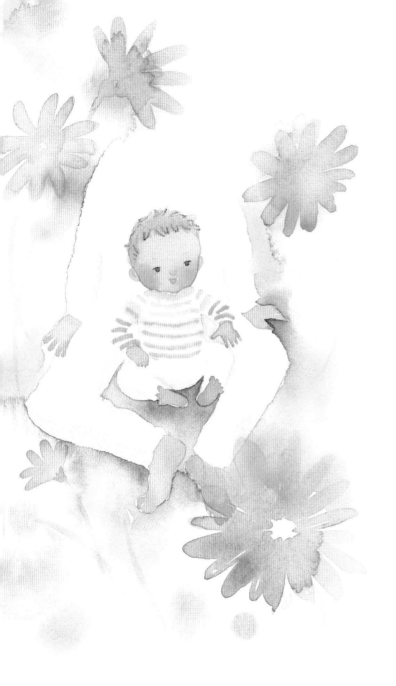

1分1秒でも一緒にいたい

38歳の秀樹さん（仮名）は念願のマイホームを建て、子どもの誕生を心待ちにしていました。そんな幸せの絶頂の中、脳腫瘍が見つかり緊急手術を受けることになりました。出産を直前に控えた奥さんは手術前に言葉を交わすこともできなかったそうです。長時間におよぶ大手術にも耐えた秀樹さんでしたが、その後、意識が戻ることはなく、何か月も不安定な状態が続いていました。奥さんは新しい家で、生まれたばかりの息子と3人で一緒に暮らしたいと願い、家で看病することを決心しました。この家族がすこしでも長く一緒にいられるように、手厚い支援が行われました。自宅では、奥さんが「ちょっと見ててね」と秀樹さんのお膝に赤ちゃんを預けて、秀樹さんがお父さんの役割を果たしているほほえましい姿を見ることもできました。こうして、奥さんは育児と介護をしながら、自宅で秀樹さんを看取りました。

奥さんの愛情と息子の成長を肌で感じ、秀樹さんはきっと心から喜ばれていたと思います。

そのときがやってきました

この扉の向こうには、大切な人の最後の様子が描かれています。
失いたくない、別れたくない、こわい、今は知りたくない...
そんなときは、無理をして読むことはありません。
大切な人を想うとき、安らかに、幸せに逝かせてあげたいと思ったときには
どうかほんの少しの勇気をもって、この扉を開けてみてください。

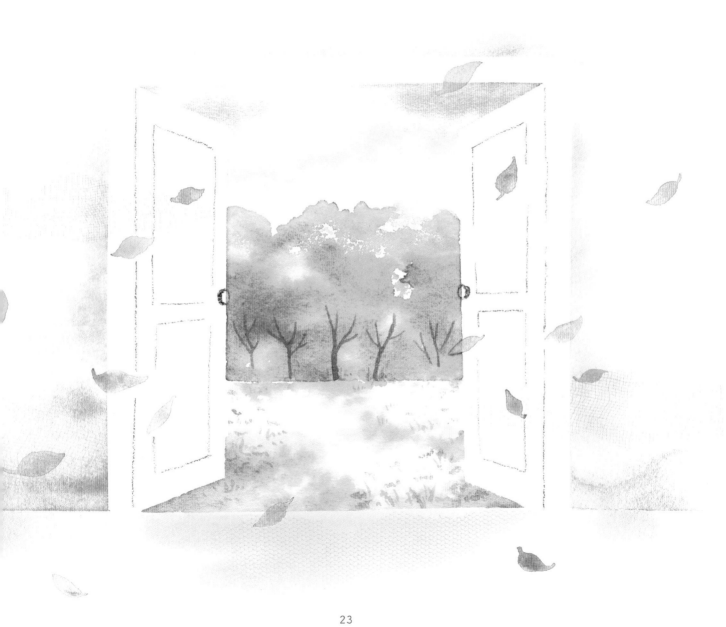

看取りが近付いてきたら

● 水分や食べ物を欲しくなくなります

食べることへの興味が薄れてきます。
身体は水分や食べ物を受け付けなくなって、いのちを終える準備を始めます。徐々に脱水状態になっていきますが、これはつらいことではなく、意識が薄らいできて、ご本人にとっては楽な状態です。ご本人が望まれるならば、少しでも食べさせてあげたいですね。意識がはっきりしない時は、気管に入ってしまうことがあるので、医師や看護師に相談すると安心です。お口の中の乾燥は、濡れた綿棒やガーゼなどで湿らせてあげると、気持ちがよいものです。

● 親しい人たちがいると安心されます

親しい人たちがそばにいると、とても安心されます。お話は十分できないかもしれませんが
ご本人が穏やかに過ごすことができるよう、いつものように声をかけてあげてください。

● 受けとめてあげましょう

徐々に、時間や場所、ご家族のことや親しい人の認識ができなくなってきます。
亡くなった人が会いに来たとか、ずいぶん遠くに行ってきたなどと言われることがありますが
この時期になると、よくあることのようです。そばにおられる方は不安に思われるでしょうが
ご本人が話すことをそのまま受けとめて聴いてあげてください。ご本人が安心していろいろなことをお話しできるよう、手を握ったり身体をさすったりしながら、穏やかな時間を過ごしてください。

穏やかに眠っているのは、ご本人が楽に過せている証です

呼びかけてもあまり反応がなくなり、目を開けることもできなくなります。痛みやつらいところがあると、眠ることはできません。眉間にしわを寄せることもなく、よく眠ることができているのはご本人にとって楽な状態なのです。

身体に変化が現れてきます

むくみが出る、皮膚が乾燥して色が変わってくる、手足が冷たくなり呼吸が不規則になる、尿の量が減る、喉の奥に痰が溜まってゴロゴロいうなど、さまざまな身体の変化が出てきます。不安に感じたら、どんなことでも医師や看護師に遠慮なくご相談ください。

限られた時間と向き合う

人間の身体はとても複雑です。医師でも亡くなる時間は
正確にはわかりません。
しかし、あらかじめ予測することはできます。
あくまでも目安ですが・・・

食べられなくなったら1週間くらい

尿が出なくなったら2〜3日くらい

大切な方とのお別れの準備をはじめてください。

25

最期のその瞬間（とき）を
みていなくてもいい

ご家族にお伝えしておきたいことがあります。
それは「息を引き取る瞬間を必ずしもみていなくてもいい」ということです。

ご家族が眠っている間や
ちょっとそばを離れた間に亡くなっていたとしたら...
それは「誰も気がつかないほど楽に穏やかに旅立たれた」ということなのです。

息を引き取る瞬間にそばに居ることができなくてもいいのです。
それまで十分に寄り添ってきたのですから。
離れたところにいる方も、最期は本人が楽であるように祈り
想っていてあげてください。

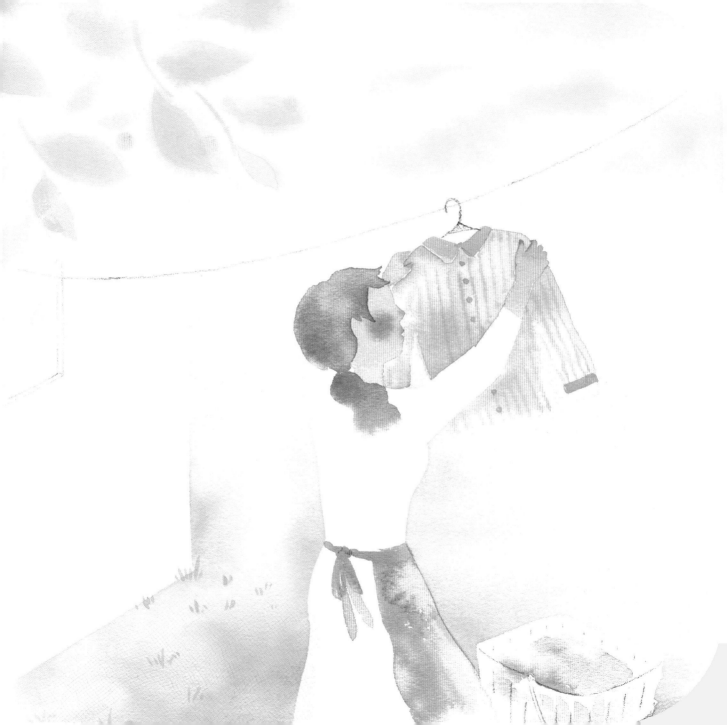

最期の時間は
ご家族で大切に

住み慣れた自宅で大切な人に囲まれてゆったりと過ごし
人生の長い旅路を終える。
さまざまな想いが走馬灯のようにかけ巡る中
ご家族はご本人のお身体の変化に何をしてあげればよいのか
戸惑われることと思います。

人の聴覚や触覚は最後まで残るといわれています。
ご本人の身体をさすったり
手を握り、感謝の気持ちを伝えてあげてください。

最期の時間はご本人とご家族のためにあります。
どうぞ大切にお過ごしください。

医師に電話をするのは、心ゆくまでお別れをしてからでかまいません。
でも、もし不安であればいつでもご連絡ください。

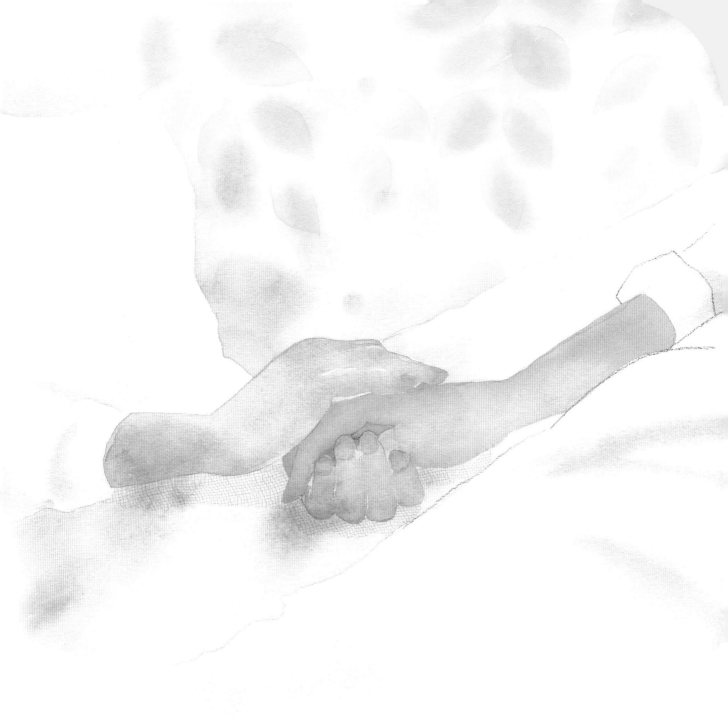

旅立ちのとき

● 一日中ずっと眠っているようになります

呼びかけても、さすっても、ほとんど反応がなくなります。
でも、あなたの声は聴こえています。やさしく声をかけてあげてください。

● 呼吸が変化してきます

大きく呼吸をした後、10秒ほど呼吸が止まり、また呼吸するという波のような息づかいになります。
そして、あごを上下させる呼吸に変わります。
苦しそうに見えるかもしれませんが、この頃には意識はなく苦しみもありません。
やがて呼吸が止まり、胸やあごの動きも止まります。脈が取れなくなり、心臓が止まります。
だいたいでかまいませんから、この時を亡くなられた時刻として、記憶にとどめておいてください。

● 旅立ち

救急車を呼ぶ必要はありません。医師も不要です。あわてて連絡をしなくても大丈夫です。
もちろん、心細いときは、いつでもご連絡ください。
ご本人と大切な方たちで十分お別れをされてからご連絡ください。

旅立ちの準備は、私たちもお手伝いさせていただきます。

大切な方の旅立ちを
支えられたあなたへ

大切な方が旅立たれました
よく看取られました
よくがんばりましたね

大切な時間を一番安心できるところで過ごされ
あなたの手の温もりを感じ
あなたが語りかける声を聴きながら
旅立たれたご本人の幸せそうな笑顔は
きっとあなたの心の中に生き続けることでしょう

大切な方の笑顔があなたの笑顔となり
大切な方の幸せがあなたの幸せとなりますように